Raspberry Ketone - l'Ultime Brûleur de Graisse

Est-ce que les Cétones de Framboise Marchent Pour la Perte de Poids?

Jamie Wild

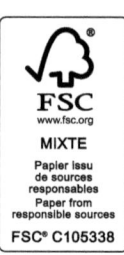

© 2018, Jamie Wild

Tous droits réservés

Edition : BoD - Books on Demand

12/14 rond-point des Champs Elysées

75008 Paris

Imprimé par BoD – Books on Demand, Norderstedt

ISBN : 978-2-3221-2040-6

Dépôt légal : 04-2018

Introduction

En achetant ce livre, vous accepter entièrement cette clause de non-responsabilité.

Aucun conseil

Le livre contient des informations. Les informations ne sont pas des conseils et ne devraient pas être traités comme tels.

Si vous pensez que vous souffrez de n'importe quel problème médicaux vous devriez demander un avis médical. Vous ne devriez jamais tarder à demander un avis médical, ne pas tenir compte d'avis médicaux, ou arrêter un traitement médical à cause des informations de ce livre.

Pas de représentations ou de garanties

Dans la mesure maximale permise par la loi applicable et sous réserve de l'article ci-dessous, nous avons enlevé toutes représentations, entreprises et garanties en relation avec ce livre.

Sans préjudice de la généralité du paragraphe précédent, nous ne nous engageons pas et nous ne garantissons pas :

• Que l'information du livre est correcte, précise, complète ou non-trompeuse ;

• Que l'utilisation des conseils du livre mènera à un résultat quelconque.

Limitations et exclusions de responsabilité

Les limitations et exclusions de responsabilité exposés dans cette section et autre part dans cette clause de non-responsabilité : sont soumis à l'article 6 ci-dessous ; et de gouverner tous les passifs découlant de cette clause ou en relation avec le livre, notamment des responsabilités découlant du contrat, en responsabilités civiles (y compris la négligence) et en cas de violation d'une obligation légale.

Nous ne serons pas responsables envers vous de toute perte découlant d'un événement ou d'événements hors de notre contrôle raisonnable.

Nous ne serons pas responsable envers vous de toutes pertes d'argent, y compris, sans limitation de perte ou de dommages de profits, de revenus, d'utilisation, de production, d'économies prévues, d'affaires, de contrats, d'opportunités commerciales ou de bonne volonté.

Nous ne serons responsables d'aucune perte ou de corruption de données, de base de données ou de logiciel.

Nous ne serons responsables d'aucune perte spéciale, indirecte ou conséquente ou de dommages.

Exceptions

Rien dans cette clause de non-responsabilité doit : limiter ou exclure notre responsabilité pour la mort ou des blessures résultant de la négligence ; limiter ou exclure notre responsabilité pour fraude ou représentations frauduleuses ; limiter l'un de nos passifs d'une façon qui ne soit pas autorisée par la loi applicable ; ou d'exclure l'un de nos passifs, qui ne peuvent être exclus en vertu du droit applicable.

Dissociabilité

Si une section de cette cause de non-responsabilité est déclarée comme étant illégal ou inacceptable par un tribunal ou autre autorité compétente, les autres sections de cette clause demeureront en vigueur.

Si tout contenu illégal et / ou inapplicable serait licite ou exécutoire si une partie d'entre elles seraient supprimées, cette partie sera réputée à être supprimée et le reste de la section restera en vigueur.

INTRODUCTION: 9
    C'est quoi les cétones? 9
    Qu'est-ce que la cétose? 9
    C'est quoi les cétones de framboise? 10

Comment Fonctionne le Régime Alimentaire de la Cétone de Framboise 12

Les Cétones de Framboise Pour la Perte de Poids 16
    Avantages des Cétones de Framboise 16
    Présenté sur un Spectacle de Santé de Premier Ordre 17
    Avis sur les cétones de framboise 18
    Faites Toujours de l'Exercice - Laissez les "Pilules Miracle" 18
    Avis global sur le Supplément 19
    Supplement 19

Pourquoi les Cétones de Framboise Vous Aideront à Vous Remettre en Forme 21

Quelle est l'Éfficacité Des Suppléments de la Cétone de Framboise Pour la Perte de Poids 26

Ce Que Cet Extrait de Baies Peut Faire Pour Votre Santé 30

Comment les Cétones de Framboises Peuvent Améliorer Votre Santé Globale 33

Est-ce Que Ces Suppléments Naturels Peuvent Vraiment Vous Aider à Perdre du Poids? 37

Y a-t-il Des Effets Secondaires de la Prise De Cétones de Framboise? 40

D'autres avantages de cétones de framboise 44

INTRODUCTION:

C'est quoi les cétones?

Les enzymes de cétone sont naturellement présents dans notre corps. Les cétones (corps cétoniques) sont le résultat de nos corps qui métabolisent les acides gras. Si nous ne consommons pas assez de glucides pour fournir nos corps avec l'énergie du sucre (glucose) dont il a besoin, il décompose la graisse pour l'énergie et les corps cétoniques résultent de ce processus. Nos corps vont ensuite utiliser les corps cétoniques au lieu de glucose pour l'énergie dont ils ont besoin.

Qu'est-ce que la cétose?

Lorsque notre corps est en cétose (des niveaux élevés de cétones), nous avons moins faim et mangeons moins que nous le ferions si pas en cétose. En cétose, notre corps brûle les graisses comme principale source d'énergie. Nos cerveaux utilisent le glucose pour l'énergie dont il a besoin. Quand le glucose n'est pas disponible, nos cerveaux passent à fonctionner sur les cétones, car ils ne peuvent pas brûler les graisses pour l'énergie.

C'est quoi les cétones de framboise?

Les cétones de framboise sont un composé trouvé dans, et dérivés de, framboises. Ils sont ce qui donne aux framboises leur arôme unique. Ils sont un complément alimentaire naturel qui renforce notre capacité de l'organisme à brûler les graisses et perdre du poids, naturellement.

Les cétones de framboise aident notre corps à produire et libérer de l'adiponectine. L'adiponectine est sécrétée par les tissus adipeux et de notre foie et est une protéine qui aide à réguler notre métabolisme. Des niveaux élevés d'adiponectine sont associés à de faibles niveaux de graisse du corps.

Ils sont une excellente source d'antioxydants. Les antioxydants aident à protéger contre les dommages cellulaires (oxydation) et aident à combattre les maladies.

Dans le cadre d'une alimentation saine et l'exercice, vous pouvez vous attendre de bons résultats de la prise des cétones de framboise. Ce serait le moyen le plus bénéfique pour apporter un changement sain à votre poids. Vous pouvez compter uniquement sur les cétones, mais vous aurez de meilleurs résultats pour une longue durée si elle est combinée avec un régime sain et un programme d'exercices.

Comment Fonctionne le Régime Alimentaire de la Cétone de Framboise

Ce supplément fonctionne de manière étonnante pour faire ceci. Sa principale fonction est d'augmenter la vitesse à laquelle les graisses sont brûlées dans le corps. Ceci est fait grâce à l'enzyme naturelle que contient les cétones de framboise lui donnant la capacité de stimuler et pratiquement pousser l'organisme à commencer le processus de combustion des graisses. Prenez note que cela arrive seulement à l'excès de graisse qui est déjà stocké dans le corps. En prenant le régime de framboise, les composants gras dans tous les aliments que vous consommez sont repoussés car il empêche le corps d'absorber les graisses. La recherche sur le produit a montré qu'il diminue encore la vitesse à laquelle le corps absorbe les hydrates de carbone parce que les glucides en excès dans le corps sont généralement stockés sous forme de graisse. Pour cette raison, il aide non seulement à perdre du poids corporel, mais il empêche aussi d'en prendre plus de poids.

Les cétones de framboises, ont également un moyen inimitable d'augmenter le métabolisme du corps d'une manière qu'aucun autre supplément n'a montré auparavant. Son contrôle sur le métabolisme est basé sur le fait qu'il augmente la température du corps stimulant un taux plus élevé de métabolisme qui assure que plus de calories sont brûlées. Deuxièmement, il augmente le métabolisme en décomposant rapidement les lipides en acides gras qui seront ensuite utilisés pour produire de l'énergie. Troisièmement, le métabolisme des cétones de framboises résulte de sa capacité à stimuler la production de l'hormone du corps appelée l'adiponectine, qui «pousse» le corps à se comporter comme s'il s'agissait d'une personne mince. Cela signifie que votre métabolisme sera augmenté à des taux plus élevés que ce qu'il devrait être car le corps ne vous perçoit plus comme une personne en surpoids.

Le supplément est considéré comme idéal même pour les personnes âgées, car il contient des antioxydants qui sont médicalement censés causer la relaxation des vaisseaux sanguins et maintenir la fonction du corps. En assurant que le corps fonctionne correctement ou à un niveau optimal, l'individu sous régime de cétone de framboise finit par se sentir énergisé et sera souvent plus actif qu'il ne l'est lorsqu'il n'utilise pas le supplément. Les antioxydants dans ce produit aident également à réduire les niveaux de stress en relaxant les vaisseaux du corps.

Par conséquent, quand sur un autre plan de régime de perte de poids, beaucoup est accompli pour commencer à employer des cétones de framboise aux côtés des autres méthodes de perte de poids que vous employez. La raison est que les cétones de framboise ont un moyen de faire une personne développer un sentiment de plénitude qui élimine la faim et l'extrême envie de manger qui est particulièrement forte et tentante au cours des premières étapes de changement de vos habitudes alimentaires au nouveau régime alimentaire lorsque vous essayez de perdre du poids . Si la gestion de vos envies devient difficile, alors les cétones de framboises peuvent rapidement vous permettre de revenir sur la bonne voie.

Un facteur qui distingue les cétones de framboise de tout autre supplément de perte de poids que vous trouverez sur le marché est qu'il n'a pas d'effets secondaires, mais est incroyablement efficace. Il existe certainement de bons produits de perte de poids qui peuvent également produire de bons résultats, mais la plupart d'entre eux sont attachés à des effets secondaires graves sur votre santé, ce qui défit la logique car vous allez résoudre un problème et le remplacer avec un autre. Cependant, les cétones de framboises sont 100% naturelles car aucun produit chimique n'est utilisé dans leur production. C'est le secret derrière le bénéfice sans effets secondaires de ce puissant supplément de perte de poids. Considérant qu'il est également tout à fait abordable, le régime de cétones de framboise vaut simplement chaque centime.

Les Cétones de Framboise Pour la Perte de Poids

Avantages des Cétones de Framboise

Les médecins suggèrent que les patients ne prennent pas de suppléments qui ne sont pas complètement naturels pour perdre du poids puisque les effets à long terme sont inconnus et pourraient être préjudiciables à votre santé. Parce-que les cétones de framboise sont tout-naturel, les médecins les approuvent comme une aide à la perte de poids en combinaison avec une bonne alimentation et l'exercice.

Les cétones de framboises sont connues pour faire tellement plus que pour vous aider à perdre du poids. Bien sûr, avec toute aide alimentaire, un régime alimentaire approprié et l'exercice sont recommandés. Comme un avantage supplémentaire à la perte de poids que vous ferez l'expérience des cétones dans les framboises est un métabolisme accru et une énergie accrue. Ceci est en partie car ceux qui tentent de perdre du poids ont tendance à manger correctement et à dormir suffisamment, ce qui contribue à l'augmentation de l'énergie ainsi que le métabolisme plus élevé, mais les cétones dans les framboises aident à augmenter ces niveaux.

Présenté sur un Spectacle de Santé de Premier Ordre

La cétone de framboise a été présentée sur un spectacle de santé de premier ordre. Les utilisateurs qui ont parlé de leurs résultats après avoir pris le supplément ont déclaré commencer à perdre du poids au cours de la première semaine de prise. Bien sûr, les résultats de tout le monde varient en fonction de la façon dont leur corps réagit au supplément ainsi que de leur régime et exercice.

Avis sur les cétones de framboise

Les personnes qui ont essayé des suppléments de cétone de framboise aiment généralement leurs résultats. Beaucoup de gens affirment que c'est la seule façon qu'ils ont réussi à avoir le ventre plat qu'ils ont toujours voulu. D'autres aiment les zones où ce supplément les a aidés à brûler les graisses tenaces que d'autres suppléments et même des exercices ont échoué à aider.

Faites Toujours de l'Exercice - Laissez les "Pilules Miracle"

Lors de la commande de certaines marques de cétones de framboises, vous pouvez également recevoir un programme de conditionnement physique pour accompagner le produit. La combinaison du plan d'entraînement recommandé, plan d'alimentation et de boire la quantité d'eau recommandée est ce qui offre les meilleurs résultats lorsque vous essayez de perdre du poids.

Avis global sur le Supplément Supplement

Les scientifiques ont prouvé que les cétones dans les framboises sont bénéfiques pour la perte de poids quand ils sont pris en certaines quantités. Comme c'est le cas avec n'importe quel programme de perte de poids, un régime strict et un programme d'exercice doivent être suivis pour obtenir des résultats maximums. Si vous prenez strictement des suppléments de cétones dans les framboises et vous vous attendez à perdre du poids, vous pourriez être déçu. Les instructions qui accompagnent ce supplément expliquent ce régime et l'exercice sont nécessaires pour obtenir le maximum de résultats.

Le sentiment général de lire les commentaires sur la cétone de framboise de divers consommateurs est qu'elles peuvent fournir une énergie renouvelée, un métabolisme plus élevé, et moins de fatigue. Ceci est en partie dû au régime strict et au programme d'exercice recommandé pour accompagner ce supplément. Mais une grande partie est également due aux cétones dans les framboises, aidant les gens à poursuivre leur perte de poids dans un délai beaucoup plus rapide que le régime régulier et l'exercice pourraient fournir.

Pourquoi les Cétones de Framboise Vous Aideront à Vous Remettre en Forme

Si vous aviez déjà utilisé un supplément de perte de poids avant que cela ne vous déçoive, il est facile de marquer l'ensemble de la «tendance de la cétone de framboise» comme un autre coup de marketing par une entreprise pour promouvoir leur produit. Après tout, qu'est-ce qui est si unique à ce sujet? Le fruit, cependant, travaille efficacement pour aider la perte de poids et peut vous aider à vous remettre en forme plus rapidement et efficacement que vous ne l'aviez jamais imaginé auparavant. L'efficacité des cétones de framboise provient des ingrédients bien choisis qui ont été utilisés pour le produire.

L'ingrédient principal qui joue le rôle le plus important dans la fabrication des cétones pour les rendre idéales pour la perte de poids et la restauration de la forme de votre corps est l'enzyme qui est extraite de la framboise. Grâce à cette enzyme, les suppléments offerts peuvent induire un taux élevé de combustion des graisses dans votre corps, vous aidant à brûler plus de graisse dans un délai relativement court. L'enzyme réduit davantage l'absorption des graisses de votre alimentation, en évitant de prendre plus de poids à partir du moment où vous commencez à l'utiliser. Cela signifie que vous réduirez seulement la graisse dans votre corps et n'ajouterai aucune qui est en fait la seule raison derrière la réduction de poids rapide en utilisant des cétones de framboise. En outre, l'enzyme stimule le métabolisme qui augmente également la combustion des graisses et des calories dans le corps.

La mangue africaine est un autre ingrédient clé qui peut être trouvé dans le régime de cétones de framboises qui vous aidera à obtenir la forme que vous recherchez. Sa contribution majeure au supplément concerne la possibilité de faire l'expérience d'une diminution de l'appétit et le désir pour la nourriture. La mangue africaine le fait en régulant les activités de l'hormone leptine qui a un impact direct sur l'appétit individuel. En raison de la présence de composants de la mangue africaine dans les cétones de framboise, l'hormone leptine devient plus sensible à la nourriture, ce qui fait que l'on se sent très vite plein en mangeant moins de nourriture. Cet effet est essentiel pour vous aider à être en forme parce que la plupart des personnes obèses ont généralement un problème à contrôler leur envie de manger, même quand ils n'ont pas faim, ce qui entraîne un gain de poids massif.

En outre, les cétones sont les meilleurs suppléments à considérer pour la perte de poids parce qu'ils sont faits en utilisant le thé vert. Le thé vert, à son tour, est connu pour avoir de la caféine qui est très utile pour stimuler le métabolisme du corps. Avec un métabolisme élevé, le corps brûle plus de calories influençant la perte de poids. C'est la raison pour laquelle les personnes qui suivent un régime de cétones de framboises et ont l'habitude de boire du café peuvent perdre du poids beaucoup plus rapidement parce que les niveaux de caféine dans leur corps seront doublés et le métabolisme sera augmenté à des niveaux très élevés. D'autres méthodes que vous pouvez utiliser pour assurer que votre métabolisme soit à son apogée comprennent la consommation d'eau glacée et de l'exercice souvent.

Le Vinaigre de Cidre de Pomme trouvé dans les cétones de framboise est en outre très important pour vous aider à vous mettre en forme. Le Vinaigre de Cidre de Pomme est ce qui fait que les cétones de framboise ont des capacités détoxifiantes neutralisant les toxines dans le corps, ce qui stimule le métabolisme parce que les toxines réduisent habituellement le taux de métabolisme du corps. Cet agent détoxifiant dans les cétones de framboise est également la raison derrière les rapports que le supplément provoque un effet relaxant sur les vaisseaux corporels, car en effet, il nettoie les toxines qui augmentent les niveaux de stress créant des déséquilibres hormonaux ainsi la tension et la dépression.

Enfin, les cétones de framboise sont les suppléments exceptionnels en circulation sur le marché actuellement, car ils n'ont aucun effet secondaire, ce qui les rend sans danger pour les personnes qui cherchent à perdre du poids. Contrairement à de nombreux autres suppléments de perte de poids, les produits chimiques ne sont pas utilisés dans la production de produits de supplément de cétones de framboise, mais seulement des ingrédients naturels, d'où ils sont 100% naturels. Cependant, ne pas avoir la fausse présomption qu'ils peuvent fonctionner pour tout le monde. De nombreux facteurs peuvent les empêcher de marcher pour vous mais peuvent marcher pour votre ami de maladies et des allergies à des conditions physiques telles que la grossesse et l'âge. Il faut d'abord consulter votre médecin avant d'utiliser des produits de cétones de framboise pour demander des éclaircissements s'ils peuvent réussir à perdre du poids de leur utilisation.

Quelle est l'Éfficacité Des Suppléments de la Cétone de Framboise Pour la Perte de Poids

Les composés naturels contenus dans les plantes de framboisiers qui sont capables de réguler le métabolisme comme la capsaïcine et la synéphrine, et qui leur sont chimiquement similaires, sont connus sous le nom cétone de framboise. La raison pour laquelle les framboises ont une odeur si agréable est aussi celle des cétones, et elles sont également utilisées dans les aliments transformés comme ingrédient aromatisant. Le composé est utilisé en cosmétique pour leur donner un agréable parfum aromatique. Après de nombreuses études avec des rats, il a été prouvé que ces cétones sont des brûleurs de graisse, et c'est la raison pour laquelle les suppléments de cétone de framboise sont largement commercialisés comme une solution efficace de perte de poids.

Il a été prouvé que les personnes qui veulent vivre sainement et maintenir un poids sain peuvent bénéficier de manière significative en utilisant des suppléments de cétone de framboise. Les gens peuvent réussir à perdre une quantité considérable de poids en utilisant des suppléments de cétone de framboise avec à peu près n'importe quel régime. Les cétones de framboises ont tendance à être beaucoup plus efficace pour brûler les graisses et aider à la perte de poids lorsqu'il est combiné avec un régime faible en gras et riche en protéines. Ainsi, c'est en raison de ces avantages que les produits de cétone de framboise sont très en demande.

En utilisant les cétones de framboises comme supplément, la température centrale du corps est élevée. Cela augmente le métabolisme, ce qui entraîne le corps à brûler les calories et les graisses beaucoup plus rapidement, et c'est la raison pour laquelle ce composé est devenu populaire en tant que brûleur de graisse efficace. Même la graisse globale que le corps absorbe d'un régime régulier est également réduite par ces cétones.

Dans une étude menée au Japon, des rats soumis à un régime alimentaire riche en graisses ont reçu des framboises cétones, ce qui a empêché la graisse de s'accumuler dans leur foie et d'autres tissus; ceci, bien sûr, a entraîné une perte de poids. Cela prouve un peu que ces cétones de la plante de framboise sont efficaces comme un brûleur de graisse et pour stimuler le métabolisme. Jusqu'à présent, il n'y a pas eu d'études documentées sur les humains pour ce composé, mais basées sur les commentaires des utilisateurs; les cétones semblent fonctionner sur les humains aussi. Aucun effet secondaire négatif n'a été signalé.

C'est en raison de ces traits positifs que les diététistes, les nutritionnistes et les formateurs recommandent souvent aux gens de manger quelques framboises pendant les repas. Les personnes qui ont suivi un régime sain et consomment des framboises sur une base quotidienne ont noté des résultats positifs de perte de poids. Outre ces avantages, le fruit est également riche en fibres et a un goût délicieux!

Les cétones de framboise offrent de nombreux autres avantages pour la santé; En plus de contribuer à la perte de poids, ce composé contribue également à maintenir les niveaux de cholestérol et de graisse dans le corps. Des niveaux de tension artérielle sains peuvent également être maintenus en consommant ce composé. Ainsi, ces cétones aident également à maintenir la santé du système cardiovasculaire. Anti-oxydants sont également contenus dans ce composé, qui combattent les radicaux libres nocifs dans le corps.

Toutes ces propriétés bénéfiques et saines font des framboises un fruit sain. Compléter avec des cétones de framboise est de loin le moyen le plus efficace pour arriver à la dose quotidienne recommandée (100 mg-300 mg), car il faudrait plusieurs livres de framboises réelles pour obtenir la même quantité de cétones; plus que tout humain pourrait probablement manger en un jour.

Ce Que Cet Extrait de Baies Peut Faire Pour Votre Santé

Perte de Poids

Au cours des cinq dernières années, les cétones de framboise ont été liées à la perte de poids. Selon une étude de Life Science en 2005, les cétones sont responsables de l'augmentation de la dégradation des graisses dans le corps humain. Une étude de 2008 a également révélé que la cétone extraite des framboises contient certains antioxydants semblables à ceux trouvés dans la synéphrine et la capsaïcine. Ce sont ces antioxydants qui sont censés aider à convertir les graisses en énergie. Il est également pensé d'augmenter les niveaux d'énergie d'une personne, aidant encore une fois à perdre du poids en augmentant l'endurance pendant l'exercice. L'efficacité de cette cétone extraite de baies est censée doubler lorsqu'elle est prise avec des baies d'açaï et du thé vert.

Cancer

Une étude réalisée par l'université d'Ehime a révélé la possibilité que les cétones de framboise puissent être bénéfiques aux femmes souffrant du cancer du sein. Cela est dû à nouveau aux antioxydants, que les scientifiques appellent des agents anticancéreux. Bien qu'il ne guérisse pas le cancer, il est supposé améliorer les chances de survie du cancer d'une femme après un traitement.

Le Diabète

Les antioxydants contenus dans les cétones de framboise jouent également un rôle clé dans la protection de l'organisme contre les dommages cellulaires et les maladies. Le supplément encourage le corps à libérer une certaine hormone qui protège contre le diabète de type 2. Il peut également aider à réduire l'accumulation de plaque de graisse dans les parois du foie et des artères. Cela réduit les risques de souffrir de graves problèmes de foie, tels que la cirrhose et le cancer.

Autres Avantages

L'un des plus grands avantages associés aux cétones de framboise est le fait qu'ils prennent très peu de temps pour agir sur le corps. Pris régulièrement et combiné avec un plan d'exercice selon une étude de l'Université Harvard, il a été associé à une perte de poids et à une amélioration de la santé en deux semaines seulement.

Comment les Cétones de Framboises Peuvent Améliorer Votre Santé Globale

Les cétones de framboises ont levé le "Monde Conditionnement Physique" à un tout nouveau niveau avec leur efficacité et le manque d'effets secondaires qui les ont fait éclipser tous les autres suppléments de perte de poids sur le marché. Étant produits à partir de framboises, ces suppléments sont purement naturels et ont même été approuvés par la FDA comme étant sans danger selon les normes de la Food and Drug Administration. En dépit d'être célèbre en raison de leurs résultats incroyables en permettant aux personnes en surpoids d'éprouver des résultats de perte de poids rapides et durables, les fonctions de framboises cétones remplacent de loin leurs avantages sur la perte de poids seul car elles sont essentielles pour la santé générale de toute personne.

Considérant le fait que le cancer du foie est en train de devenir rapidement un problème de santé menaçant, l'utilisation de cétones de framboises s'est révélée être un remède très efficace pour réduire les risques de cancer du foie. Le supplément réalise ceci en augmentant le taux de métabolisme du corps en entraînant une augmentation de la combustion des graisses dans le foie. En plus de stimuler l'oxydation de la graisse du foie, les cétones de framboises diminuent encore plus l'absorption des graisses empêchant les composants graisseux de s'accumuler autour du foie en premier lieu. Ses effets de lipolyse sont également utiles pour protéger un individu contre des problèmes de santé mortels comme un accident vasculaire cérébral, une pression artérielle élevée et même une crise cardiaque. Ces conditions sont normalement déclenchées par l'accumulation de graisse autour des vaisseaux ou des organes vitaux dans le corps interférant avec l'écoulement régulier du sang dans et hors de ces organes.

Pour les personnes qui luttent depuis longtemps contre le stress et la dépression ou même jusqu'à un certain point l'apnée du sommeil, l'utilisation de cétones de framboises peut rapidement mettre un terme à ces problèmes. Le stress, le manque de sommeil et la dépression sont scientifiquement liés à un déséquilibre hormonal dans le corps qui est le plus souvent causé par un niveau élevé de toxines corporelles. Le nettoyage du corps à partir de ces toxines dans de telles circonstances est généralement la seule solution qui peut faire dormir bien, et ont des niveaux de faible stress. C'est là que les cétones de framboise entrent en jeu car elles contiennent des composants détoxifiants naturels qui peuvent neutraliser les toxines du corps après seulement une courte période d'utilisation.

De plus, savez-vous que les cétones de framboises peuvent réduire certains des effets du vieillissement? En particulier en ce qui concerne la perte d'énergie que vous aviez dans votre jeunesse en raison de votre âge, les suppléments de cétones de framboises peuvent être utilisés pour augmenter l'énergie d'une personne, la rendant plus active et capable d'entreprendre plus d'activités. Le supplément fait cela en augmentant le métabolisme du corps qui conduit à plus de calories brûlées pour l'énergie. Avec l'augmentation des niveaux d'énergie corporelle, quel que soit votre âge, vous trouverez que l'exercice, le jogging ou tout simplement prendre une promenade le matin ou le soir devient plus facile qu'auparavant.

Aussi, si votre lignée familiale a déjà eu des problèmes d'obésité et de surpoids et que vous voulez vous assurer que l'histoire ne se répète pas pour votre cas; prendre le régime alimentaire de cétones de framboise peut être une décision prudente. Bien qu'ils empêchent l'absorption des graisses et augmentent la vitesse à laquelle les graisses stockées sont décomposées pour produire de l'énergie, les cétones de framboises sont connues pour garder une personne rassasiée pendant des heures plus longues tout au long de la journée pour contrer la tentation de trop manger. Vous serez donc en mesure de contrôler le nombre de calories et de graisses que vous consommez pour prévenir l'obésité. L'effet de rassasiement de cétone de framboise est encore important pour suivre une diète car il est plus facile de gérer les envies quand on a l'estomac plein que quand on a l'estomac vide.

Mais si vous êtes déjà en surpoids et que vous souhaitez revenir à la forme, les cétones de framboises sont toujours les suppléments que vous recherchez. Pour commencer, le fait qu'il empêche l'absorption des graisses et en même temps stimule l'oxydation rapide des graisses déjà stockées dans le corps lui donne le pouvoir de vous aider efficacement à perdre l'excès de graisse corporelle deux fois plus vite que tout autre supplément et la vitesse double si vous utilisez également d'autres méthodes de perte de poids comme l'exercice et de manger sainement pour en mentionner quelques-uns. Et plus encore, en augmentant le métabolisme du corps, vous arrivez de brûler des calories plus rapidement, ce qui donne des résultats impressionnants de perte de poids. Vous pouvez en outre assurer une combustion accrue de calories en buvant du thé vert, se dorer au soleil souvent et faire de l'exercice intensif en plus de prendre des cétones de framboise.

Est-ce Que Ces Suppléments Naturels Peuvent Vraiment Vous Aider à Perdre du Poids?

Malgré la nouvelle tendance, beaucoup restent sceptiques. Après tout, il est difficile de croire que quelque chose d'aussi ordinaire qu'une enzyme trouvée dans les baies ordinaires peut en quelque sorte être une aide alimentaire efficace. La réponse réside dans la science et le fonctionnement du corps humain. La vérité est que vous n'avez pas besoin, et ne devrez probablement pas prendre des pilules potentiellement dangereuses qui contiennent des ingrédients étranges pour maigrir. Certaines enzymes naturelles peuvent vous aider à perdre du poids et améliorer la santé globale sans causer d'effets secondaires désagréables ou de nuire à votre corps.

La recherche sur les souris a montré que les cétones de framboises peuvent prévenir l'apparition de l'obésité, même chez ceux qui mangent un régime riche en graisses. Il empêche également une hausse de triglycérides dans le sang qui peut se produire en mangeant un repas riche en graisses, ce qui à son tour empêche le stockage des graisses. Ils augmentent également la production d'adinopectine, ce qui peut augmenter le métabolisme et conduire à une plus grande perte de graisse. Lorsqu'ils sont utilisés en combinaison avec une alimentation saine et un exercice régulier, ils peuvent aider le corps à décomposer la graisse plus efficacement et accélérer la perte de poids.

Vous pourriez vous demander pourquoi si les framboises contiennent cette enzyme de perte de poids potentiellement puissante, les gens doivent l'acheter sous forme de supplément. Parce que chaque framboise contient une très petite quantité de la substance, il doit être extrait et pris sous forme de supplément afin d'être efficace. D'autres ingrédients qui sont considérés comme plus efficaces lorsqu'ils sont combinés avec des cétones de framboise et qui sont souvent inclus dans les formules de supplément incluent le thé vert, la baie d'açaï, la mangue africaine et le resvératrol. Si vous essayez des suppléments qui contiennent d'autres ingrédients que les cétones de framboise, assurez-vous qu'ils sont naturels et n'affecteront pas négativement votre corps.

Rappelez-vous que la prise de suppléments naturels de perte de poids ne vous fera pas perdre ces kilos tenaces. Vous devez également manger pour suivre une alimentation saine et faire de l'exercice régulièrement. Peu importe à quel point les cétones de framboises peuvent être efficaces contre la perte de poids, elles ne fonctionneront pas à moins que vous réduisiez les aliments vides et de créer une routine de conditionnement physique avec laquelle vous pouvez vous en tenir. Pour perdre du poids pour de bon, vous devez faire des changements de style de vie que vous pouvez vivre avec pour le reste de votre vie.

Parce que les prestations de cétones de framboises ont été récemment découvertes, il peut parfois être difficile de les trouver dans les magasins d'aliments naturels ou les magasins de vitamines. En raison d'une récente hausse de la demande, de nombreux magasins ont du mal à conserver des suppléments de cétone de framboise en stock. Vous pouvez trouver une plus grande sélection de produits en ligne, mais soyez prudent lorsque vous magasinez. Si vous décidez de voir par vous-même si les bénéfices de la cétone de framboise sont vrais, assurez-vous d'acheter vos suppléments auprès d'une source fiable et vérifiez l'étiquette des autres ingrédients avant de passer votre commande.

Y a-t-il Des Effets Secondaires de la Prise De Cétones de Framboise?

Cependant, un grand pourcentage de personnes en surpoids évite généralement d'utiliser des suppléments de perte de poids artificielle en raison des conséquences qui en résultent. D'autre part, malgré le fait qu'il existe beaucoup de produits naturels de perte de poids, les suppléments de perte de poids artificielle qui forment la majorité des produits de réduction de poids trouvés sur le marché produisent souvent des résultats plus rapides que les suppléments naturels. Cela laisse les gens dans le dilemme de savoir s'il faut opter pour des suppléments artificiels et en assumer les répercussions, ou prendre des suppléments naturels et être prêt à attendre aussi longtemps que cela pourrait prendre pour voir les résultats qu'ils recherchent. La production de cétones de framboises a toutefois comblé l'écart entre les suppléments de perte de poids artificiels et naturels, car les cétones de framboises ont les avantages des deux; c'est 100% naturel et fonctionne efficacement.

Depuis qu'ils ont été fabriqués à partir de framboises sans ajouter de produits chimiques du tout, les nombreux tests qui ont été effectués sur les cétones de framboise n'ont pas souligné les effets secondaires qui peuvent affecter les personnes qui l'utilisent comme une méthode de perte de poids. Bien que certaines personnes hésitent encore à utiliser ce produit en raison de la crainte de subir éventuellement des effets secondaires négatifs, les résultats cliniques des nombreux examens d'analyse effectués sur les cétones de framboises ont fourni des résultats cohérents montrant clairement qu'ils sont exempts de tout effet secondaire nocif.

Les cétones de framboises ont également été reconnues par la FDA approuvant son utilisation par le grand public sans citer les effets secondaires potentiels que les gens devraient être prudents. Ceci est une preuve évidente qu'aucun mal ne peut arriver à quiconque utilise des cétones de framboise. Les cétones de framboises sont efficaces dans la perte de poids pour certaines raisons, mais au dessus de la liste est sa capacité à augmenter la décomposition et de brûler les graisses stockées dans votre corps tout en empêchant en même temps l'absorption des graisses de la nourriture ingérée.

Les cétones de framboises en outre augmentent le métabolisme du corps en augmentant la température interne du corps et en stimulant la production de l'hormone adiponectine dans le corps qui influence le corps pour provoquer une dépense énergétique accrue et le métabolisme comme si la personne était mince. Le métabolisme élevé maximise la combustion des calories pour produire de l'énergie, aidant non seulement le corps à perdre rapidement l'excès de calories mais lui permettant également de se débarrasser rapidement des graisses corporelles stockées ou en excès.

Néanmoins, de nombreux professionnels de la santé ont souligné la nécessité de consulter votre médecin avant d'aller de l'avant avec vos plans d'utilisation de cétones de framboises pour perdre du poids. Selon les praticiens de la santé, les cétones de framboises ne sont pas toutes bénéfiques pour certaines personnes qui souffrent de maladies qui ne permettent pas à leur corps de réagir comme il se doit, d'autres ont des allergies qui rendent plus risqué leur utilisation du supplément. L'accent mis sur la recherche de conseils professionnels a été fortement mis en avant, en particulier pour les femmes enceintes, car il reste à confirmer et si les enfants de moins de 18 ans peuvent utiliser efficacement et en toute sécurité les cétones de framboises. Par conséquent, bien qu'ils n'aient aucun effet secondaire, il est très important de ne les utiliser qu'après avoir consulté un médecin pour être certain à 100% qu'ils ne seront pas contre-productifs.

D'autres avantages de cétones de framboise

Vous pouvez profiter d'innombrables avantages pour la santé des cétones de framboise. En effet, bien avant que les cétones de framboise soient révélés efficaces pour perdre du poids, le fruit est déjà bien connu pour ses propriétés curatives. C'est l'une des sources les plus riches d'antioxydants qui luttent contre les radicaux libres et l'empêchent de nuire au corps. Avec un régime et un mode de vie sains, ce complément naturel n'est pas seulement le meilleur brûleur de graisse, mais c'est aussi votre super aliment pour prévenir les maladies potentiellement mortelles telles que le cancer. Vous pouvez obtenir tous les avantages pour la santé sans avoir à vous soucier des effets secondaires de cétones de framboises.